M. le Dr G. HAYEM

Suppléant M. le professeur BOUILLAUD

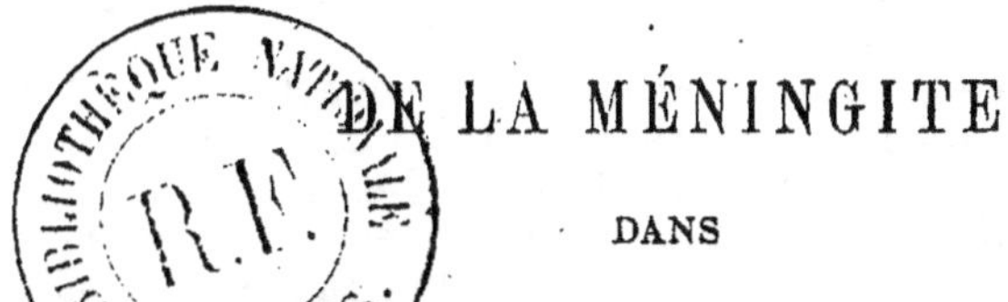

DE LA MÉNINGITE

DANS

L'ÉRYSIPÈLE DE LA FACE

**Leçons des 7 et 14 janvier 1875, recueillies
par M. CHEVALLEREAU**

Messieurs,

Le malade qui est entré le 26 décembre au n° 6 de la salle Saint-Jean-de-Dieu, présentait, dès son arrivée à l'hôpital, des phénomènes tout à fait insolites. C'était un homme de 36 ans, garçon d'hôtel, fort et offrant les apparences d'une bonne constitution. Il était en proie à un tel délire d'actions et de paroles, que la religieuse lui avait fait mettre aussitôt la camisole de force, moyen de contention terrible, qui exalte les malades et les épuise; mais le seul malheureusement que, dans un hôpital ordinaire, il soit possible d'employer.

L'aspect général de ce malade avait quelque chose de tout particulier : sa face était animée, ses yeux égarés ou terrifiés. Quand on l'interrogeait, ses réponses étaient brèves, incohérentes; on arrivait difficilement à fixer son attention; son esprit paraissait distrait, soit par des hallucinations, soit par des souvenirs; il parlait d'argent, d'assassinat, voulait se confesser, comme si la mort lui eût paru prochaine. De temps en temps il faisait des gestes menaçants; il semblait repousser des personnes qui l'importunaient. Cependant, on ne constatait chez lui aucun trouble de la motilité ou de la sensibilité, les pupilles paraissaient normales; la peau était un peu chaude, la langue saburrale, le thermomètre placé dans l'aisselle marquait 38,7, c'est-à-dire une température modérément élevée.

On ne trouvait d'ailleurs aucune manifestation locale; l'examen de la poitrine et de l'abdomen ne revèlait que des signes négatifs.

Dans ces circonstances il était important, avant de songer à établir le diagnostic, d'avoir des renseignements précis sur les phénomènes que le malade avait présentés avant son entrée à l'hôpital.

La religieuse en avait recueilli quelques-uns auprès de la personne qui l'accompagnait. On apprit ainsi que cet homme avait eu, il y a quelques années, une fièvre typhoïde, et que, malade depuis huit jours, il avait d'abord eu un érysipèle de la face. Cet érysipèle avait suivi son cours régulier sans provoquer d'agitation, mais vers le septième jour, le malade, se croyant guéri, se leva, sortit, et le soir, il rentra chez lui avec de la fièvre et une agitation extrême. C'est alors qu'on l'avait amené à l'hôpital.

Guidé par ces détails, nous trouvâmes, en effet, les traces d'un érysipèle ; il restait un peu de desquamation sur un des côtés de la face et un léger gonflement du pavillon de l'oreille. Quelle pouvait être alors la cause du délire ?

Vous savez que les symptômes cérébraux sont assez communs dans l'érysipèle de la face, surtout lorsque l'inflammation a gagné le cuir chevelu. Les accidents cérébraux se montrent alors quand la maladie est arrivée à son plus haut développement.

Ici, au contraire, les accidents étaient survenus au moment de la desquamation, et le cuir chevelu ne présentait ni sensibilité ni gonflement. Il était donc difficile de s'arrêter à l'idée d'un délire symptomatique. Seule, la possibilité d'un *delirium tremens*, affection fréquente chez les malades auxquels nous donnons des soins et qui souvent survient à la fin de diverses maladies aiguës, s'imposait tout d'abord à l'esprit.

Je fis donc prendre des renseignements précis sur les habitudes de ce garçon d'hôtel, et le lendemain j'appris qu'il vivait d'une manière très-sobre, qu'il n'avait fait récemment aucun excès alcoolique, qu'il n'en faisait jamais, et, en effet, nous constations des signes qui devaient de plus en plus faire croire à une autre affection. Le délire allait en augmentant, et présentait de plus en plus les caractères du délire maniaque furieux ; le malade poussait fréquemment des cris, vociférait, se débattait, cherchait à frapper, à se mordre lui-même, puis après des accès de fureur, il tombait dans une prostration qui faisait place à une nouvelle excitation dès qu'on approchait de son lit.

D'autre part, malgré cette agitation extrême, le malade ne présentait aucune espèce de tremblement; la langue n'était pas trémulante, les lèvres restaient immobiles, il n'y avait pas de soubresauts, pas de secousses musculaires. En présence donc de ces signes négatifs du côté du système musculaire et devant l'affirmation qui nous était donnée, que le malade n'avait jamais commis d'excès alcooliques, l'hypothèse d'un *delirium tremens* fut écartée.

Les jours suivants, 28 et 29, les phénomènes cérébraux restant les mêmes, l'état général devint plus grave ; la peau était chaude, par moments couverte de sueur ; mais l'agitation du malade ne permettait pas de prendre la température. Le pouls était fréquent, sans caractère particulier ; la langue devenait de jour en jour plus sèche, fuligineuse, la soif était vive ; l'amaigrissement faisait des progrès rapides, et dès le 29, l'état typhoïde était très-accusé. Constamment attaché dans son lit, le malade était toujours dans un état d'agitation furieuse ; il poussait souvent des cris ou plutôt des hurlements indescriptibles, ressemblant à ceux d'une bête féroce, puis après s'être bien débattu, prostré, épuisé, il tombait dans une sorte de torpeur ressemblant de plus en plus au coma. Le 30, la respiration jusque-là à peine oppressée, était courte et fréquente, on entendait des râles assez abondants des deux côtés, indiquant une congestion pulmonaire. De plus, et c'est là un signe extrêmement grave, les eschares qui s'étaient formées autrefois dans le cours de sa fièvre typhoïde, soit au sacrum et aux trochanters, se gangrenaient de nouveau.

Jusqu'à présent on n'avait rien remarqué du côté de la face ; mais le 30 on la trouve plus colorée et congestionnée, et le 31, elle est couverte d'une nouvelle poussée érysipélateuse.

Vous avez pu voir le 31, à la visite du matin, que cet érysipèle déjà étendu à toute la face, n'avait d'ailleurs aucun caractère spécial. Son apparition n'a modifié en rien l'état cérébral. Mais le malade, de plus en plus faible, est tombé vers le soir du même jour dans un coma profond. La température était alors de 41,1, le pouls battait 160 fois par minute, la respiration était stertoreuse. La mort survint dans la nuit vers 4 heures du matin.

Contre des accidents aussi formidables, nous avons cherché à obtenir un peu de calme en administrant des doses assez élevées d'extrait thébaïque ; d'abord 20 centigr. dans les 24 heures, puis 30 centigr. ; et pour combattre l'état fébrile, nous avons prescrit du valérianate de quinine à la dose de 50 centigr. par jour. Cette médication est restée complètement impuissante.

Pendant les derniers jours de cette terrible maladie, dont je n'ai pu vous retracer que les principaux traits, je vous ai dit qu'il s'agissait peut-être d'une méningite ; mais je ne pouvais vous présenter cette hypothèse qu'avec réserve, à cause du doute exprimé par tous les auteurs sur l'existence de cette complication.

Cependant l'autopsie vint nous donner raison. Elle fut faite le 2 janvier, et la famille ne nous permit d'examiner que la moelle et le cerveau.

A l'incision des téguments, on ne remarqua rien dans le cuir chevelu ; la boîte crânienne ne présenta pas non plus de lésion appréciable. La surface externe de la dure-mère elle-même était saine en apparence, mais elle paraissait soulevée par une certaine quantité de liquide, et on pouvait obtenir de chaque côté une fluctuation manifeste. Lorsqu'on fit l'incision de cette membrane, il s'écoula du côté gauche 20 grammes, du côté droit 30 grammes d'un liquide trouble, citrin, contenant de petits flocons blanchâtres. C'était bien là un liquide puriforme. A la surface interne de la dure-mère, on trouvait une couche néo-membraneuse présentant à peine un demi-millimètre d'épaisseur et constituée par des flocons analogues à ceux qui nageaient dans le liquide. Ce dépôt fibrino-purulent plutôt que néo-membraneux, était peu adhérent; cependant en divers points, on y voyait une petite coloration rougeâtre indiquant la présence de vaisseaux. En outre, la surface interne de la dure-mère était couverte d'arborisations fines s'étendant à toute la membrane; en certains points, la coloration était plus intense, et les arborisations figuraient de petits bouquets.

L'arachnoïde avait une teinte un peu louche; elle était soulevée, çà et là, par une certaine quantité de sérosité limpide. Le tissu sous-arachnoïdien était également congestionné et le sang arrivait en certains points, jusque dans les plus fins capillaires. L'injection se prolongeait jusqu'à la base ; en cette région, l'arachnoïde, était également soulevée par une sérosité très-limpide.

La pie-mère se détachait facilement de la surface des circonvolutions; mais en aucun point la substance cérébrale ne lui adhérait.

A la coupe la substance blanche était normale, la substance grise également ; elle offrait cependant, çà et là, une teinte hortensia très-peu prononcée. Les couches optiques, les corps striés étaient normaux; il existait toutefois une petite traînée d'exsudation purulente le long de la lame cornée. Dans la protubérance, le cervelet, rien de notable. Au niveau du bulbe et de la portion cervicale de la moelle, la dure-mère était un peu rouge ; mais non couverte d'exsudat. L'arachnoïde était soulevée par de nombreux et fins vaisseaux et une exsudation trouble. Ces particularités cessaient assez brusquement au-dessous du renflement brachial. La moelle elle-même présentait un aspect normal.

Nous avions sous les yeux, de la manière la plus nette, une inflammation méningée, ayant porté d'une manière toute spéciale sur la dure-mère, et accompagnée d'une exsudation purulente. Sous l'influence de cette pachyméningite aiguë, il s'était fait une coagulation dans quelques-unes des veines qui viennent se jeter dans le sinus longitudinal supérieur. Il n'y avait pas de phlébite, pas d'adhérence des caillots aux parois vasculaires, comme dans certains cas ; les caillots se détachaient facilement, ils étaient l'effet de la stase inflammatoire. De même l'artère sylvienne droite contenait un caillot récent, facile à enlever et n'oblitérant qu'une partie de la lumière du vaisseau.

Par quelle voie l'inflamation a-t-elle pu se propager jusqu'aux méninges? Nous n'avons pas fait de recherches à ce sujet. La dure-mère étant enflammée dans toute son étendue, nous n'avons pas été mis sur la voie de la porte d'entrée. Mais nous aurions dû examiner l'oreille interne, les fosses nasales et l'orbite, c'est-à-dire les diverses cavités par lesquelles l'érysipèle peut pénétrer jusque dans le crâne.

Messieurs, il est presque inutile de faire ressortir l'importance de ce fait. Il prouve, en effet, d'une manière très-nette, la possibilité d'une méningite dans l'érysipèle spontané de la face, et ce n'est pas là, tant s'en faut, une idée acceptée par tous les auteurs. Les anciens avaient déjà été frappés des troubles cérébraux qu'on observe dans l'érysipèle de la face, et la plupart d'entre eux l'attribuaient à une métastase.

Plus tard on pensa que les veines du cuir chevelu s'enflammant, l'inflammation se propageait aux veines du diploé, puis de là, à celles des méninges ; mais l'anatomie est venu démontrer l'indépendance absolue des vaisseaux veineux du cuir chevelu de ceux des membranes enveloppantes du cerveau. M. Piorry, en 1833, chercha à établir que les accidents cérébraux étaient dus à des inflammations des méninges se produisant à la suite d'une inflammation du tissu cellulaire de l'orbite. Il avait remarqué dans ce tissu, ainsi que dans l'épaisseur des paupières, de l'infiltration purulente, et il pensait que celle-ci pouvait se propager jusqu'aux méninges cérébrales. Mais les faits qu'il a publiés ont été en général regardés comme peu convaincants. Il y avait tout au plus, dans les cas de M. Piorry, de la congestion dans les méninges. La même année, Malle faisait connaître des observations analogues, mais également insuffisantes, les lésions des méninges manquant. Aussi presque tous les auteurs admettent-ils que, lorsqu'il se manifeste des accidents cérébraux dans le cours d'un érysipèle, ces accidents proviennent soit d'un délire sympathique, soit d'un délire alcoolique. Vous comprenez maintenant pourquoi nous avons fait recueillir, avec tant de soin, des renseignements sur les habitudes de notre malade, pourquoi aussi, en présence de symptômes encéphaliques aussi accusés, nous avons hésité longtemps avant de supposer l'existence d'une méningite. Cette réserve était de rigueur, car le fait que nous avons observé est tout à fait exceptionnel. D'après les recherches que j'ai pu faire sur ce sujet, je crois même qu'il est unique en son genre. Je n'en ai retrouvé aucun, en effet, dans lequel la lésion fût ainsi limitée aux méninges. Lorsqu'une propagation de l'inflammation a lieu de ce côté, elle se fait par l'intermédiaire des veines. Mais c'est là déjà une complication rare dans l'érysipèle spontané de la face, car il n'en existe que trois cas en comptant celui que j'ai présenté à la Société anatomique, en 1871. Il s'agissait d'un malade qui, vers le 7e jour d'un érysiple de la face, eut une phlébite des veines frontale et faciale d'un côté ; cette phlébite se propagea à la veine ophthalmique, en déterminant une ophthalmie énorme, puis elle envahit la veine correspondante du côté opposé. A l'autopsie, on trouva du pus dans presque tous les sinus, les méninges elles-mêmes en étaient remplies. Le malade était mort d'infection purulente avec embolies pulmonaires. Quant à la méningite cérébrale survenant dans le cours d'un érysipèle sans qu'il y ait eu phlébite, je n'en ai trouvé aucun exemple dans les auteurs; mais je crois qu'il s'en est présenté dans la pratique.

En 1866, alors que j'étais interne chez M. Oulmont, à Lariboisière, j'ai trouvé des traces de méningite dans un cas d'érysipèle de la face et ambulant. Il existait à la surface d'un des hémisphères une plaque rouge, d'une teinte uniforme, à contour nettement limité, s'étendant jusqu'à la base près de la scissure de Sylvius et de la grande fente de Bichat. A ce niveau l'arachnoïde et la pie-mère étaient épaissies, finement vascularisées; mais elles ne contenaient pas d'exsudat. En les soulevant on entraînait avec elles une partie de la substance corticale, et tout l'encéphale avait une consistance un peu molle et œdémateuse. La malade, âgée de 21 ans, n'avait rien présenté de particulier pendant la vie; elle avait eu un peu de délire, puis elle avait succombé dans un état d'adynamie profonde comme dans la plupart des érysipèles graves.

De son côté, M. Charcot a observé, il y a déjà longtemps, un cas de méningite suppurée, qui n'a pas encore être publié, mais qu'il a bien voulu me communiquer.

Permettez-moi de mettre à profit l'obligeance de M. Charcot et de vous donner de ce fait une relation abrégée. Vous verrez, d'ailleurs, combien il est intéressant au point de vue qui nous occupe.

L'observation de M. Charcot se rapporte à une femme de 37 ans, entrée à la Charité, le 17 avril 1853, dans le service de M. Piorry. Elle était petite, brune, scrofuleuse, et portait sur le cou des cicatrices d'abcès. Elle avait toujours été chétive et souffreteuse; mais dans ses antécédents morbides on ne trouvait qu'une prédisposition particulière à l'érysipèle. Elle en avait déjà eu plusieurs, lorsqu'à 35 ans, étant enceinte, elle eut un érysipèle plus grave que les précédents; elle avait eu, un peu auparavant, une ophthalmie avec perte de la vue d'un côté. Quand elle entra à l'hôpital, le 17 avril, elle était de nouveau enceinte de six mois. La veille, elle avait été prise de tous les symptômes d'un nouvel érysipèle : frisson d'une heure, puis rougeur de la face, ayant débuté par le nez, et depuis, fièvre assez intense. M. Charcot, après avoir constaté un érysipèle étendu à toute la face, avec gonflement des paupières et sécrétion muco-purulente de la conjonctive, nota l'absence de délire, mais il remarqua que la malade était très-irritable. Elle accusait, de plus, dans les reins, une douleur, que rien dans les urines ne venait expliquer. Le 18, l'agitation pendant la nuit devint plus intense; on fit à la malade une saignée de trois palettes. Le 19, l'érysipèle commença à pâlir à la face, mais il s'étendait du côté du cuir chevelu. Le 20, il était en voie de desquamation. Le 21, le 22, la malade marchait vers la guérison, elle commençait à prendre quelques aliments solides, lorsque, tout à coup, elle est prise de douleurs de tête extrêmement vives. Le 23 et le 24, les douleurs de tête sont plus vives, et une douleur vague et intense se fait sentir dans les épaules ; en même temps on trouve de la roideur du cou. Cependant l'intelligence est conservée, il n'y a pas de modification dans la motilité, ni dans la sensibilité, nulle part la peau ne présente d'hyperesthésie. On trouve toujours une très-grande irritabilité et, de plus, un peu de jactitation et une insomnie persistante. La malade n'a pas ressenti de frisson ; mais elle a froid et se blottit sous ses couvertures. Le 25, la température, constatée au toucher, s'élève, la malade présente l'aspect typhoïde, la peau prend une teinte subictérique. Le 30 seulement, cet état se modifie, et, au lieu de l'agitation, des soubresauts des tendons, la malade tombe dans un coma complet. C'est dans ces conditions qu'elle meurt dans la nuit du 30 au 31.

A l'autopsie, dans laquelle tous les viscères furent parfaitement examinés, on ne trouva de particularités intéressantes que dans la moelle et le cerveau, sauf cependant une dégénérescence caséuse et calcaire des ganglions mésentériques, ce qui paraît confirmer l'hypothèse d'anciennes manifestations scrofuleuses.

La dure-mère était parfaitement saine, mais le long des sillons encéphaliques on apercevait par places des plaques d'une coloration jaune verdâtre, formées par un pus crémeux et épais. En soulevant le cerveau, on trouvait toute la masse cérébrale barbouillée de ces plaques. Elles remplissaient l'hexagone et tous les sillons qui viennent aboutir à la scissure de Sylvius. De même, la plupart des nerfs crâniens étaient accompagnés, jusqu'à leur sortie du crâne, d'une couche purulente, pseudo-membraneuse, de même nature. La surface du cervelet, de la protubérance et du bulbe offrait les mêmes particularités. Les membranes s'enlevaient facilement, les couches corticales seules étaient légèrement ramollies, mais la substance nerveuse ne paraissait pas profondément atteinte. L'inflammation était limitée aux membranes et n'avait pas pénétré la substance encéphalique.

Dans les ventricules, il s'était formé une sérosité purulente, verdâtre ; il y en avait aussi un peu dans le quatrième ventricule, qui cependant était relativement normal.

Il était intéressant d'examiner les sinus ; ils étaient complètement libres, le sang n'était coagulé dans aucun d'eux. Il n'y avait pas de suppuration dans le tissu cellulaire de l'orbite. Les autres cavités, la caisse auditive et les fosses nasales n'ont pas été examinées. La moelle, dans la plus grande partie de son étendue, était également recouverte de plaques pultacées, verdâtres, disposées irrégulièrement dans le tissu sous-arachnoïdien. La substance médullaire était elle-même ramollie par places.

Vous voyez que dans le cas de M. Charcot, un érysipèle spontané de la face a pu se compliquer, à un moment donné de son évolution, d'une véritable méningite cérébro-spinale suppurée. Les détails qui ont été notés à l'autopsie sont contraires à l'opinion de M. Piorry, puisque M. Charcot n'a rien trouvé dans l'orbite, ni autour du nerf optique.

Cette observation vient nous démontrer, de plus, que l'érysipèle de la face, bien qu'il se propage rarement jusqu'à la cavité crânienne, peut néanmoins y produire des lésions variées.

Le rapprochement que nous venons de faire est fort instructif au point de vue anatomique. Il ne l'est pas moins, non plus, au point de vue clinique.

Dans le cas de M. Charcot, aussi bien que chez le malade que vous avez observé à la salle Saint-Jean-de-Dieu, les symptômes cérébraux ont éclaté au moment où l'érysipèle tendait à disparaître. C'est là un fait bien digne de remarque et qui me paraît avoir une signification importante. Vous savez, en effet, que l'érysipèle évolue par poussées successives, et qu'au moment où une nouvelle plaque se produit à la peau, les lésions anciennes pâlissent et se desquament. Les phénomènes encéphaliques semblent donc, dans ces cas, avoir remplacé, en quelque sorte, une poussée du côté de la peau. En d'autres termes, la méningite para t n'avoir constitué qu'une des manifestations locales de la maladie.

Mais de même que le siége de la phlegmasie périencéphalique a été différent dans les deux cas, de même les symptômes observés pendant la vie ont été dissemblables.

Chez notre malade, la *pachyméningite suppurée* a donné lieu à un délire maniaque des plus violents. Dans le cas de M. Charcot, les symptômes se rapprochaient davantage de ceux de la méningite franche. En effet, la malade accusait une rachialgie très-vive et que rien n'expliquait; de plus, dès le début, elle présentait de l'irritabilité du caractère, et bientôt sont survenus des phénomènes beaucoup plus caractéristiques, tels que douleurs de tête, vives et profondes, douleurs dans les épaules; puis, insomnie et roideur du cou. Ces phénomènes constituent un ensemble symptomatique assez net, et souvent, la méningite cérébro-spinale n'offre pas de caractères plus évidents.

Si de deux cas aussi exceptionnels il était permis de tirer quelques conclusions, ou pourrait dire que la propagation de l'érysipèle aux méninges est à redouter lorsque, dans le cours d'un érysipèle de la face, les phénomènes cérébraux ne sont pas en rapport avec les symptômes extérieurs. Dans ces circonstances, le délire maniaque indiquerait l'existence d'une pachyméningite suppurée; les douleurs de tête, avec rachialgie, roideur du cou, etc., permettraient, au contraire, de prévoir une suppuratinon sous-arachnoïdienne. Mais il faut tenir compte aussi des cas nombreux où des observateurs attentifs n'ont rien trouvé à l'autopsie, malgré la violence des symptômes cérébraux, et se contenter, quant à présent, de signaler la possibilité d'une suppuration des méninges comme complication de l'érysipèle de la face.

— L'érysipèle est, vous le savez, une maladie spécifique, et comme telle, son évolution générale a des caractères particuliers qui n'appartiennent qu'à lui. A beaucoup d'égards il se rapproche des pyrexies infectieuses, des fièvres éruptives, et, de même que dans ces dernières, ses manifestations externes, cutanées, malgré leur grande importance, ne peuvent être considérées que comme un des éléments de la maladie générale et non comme la maladie tout entière. Lorsque l'érysipèle siége dans la peau, ou sur une région quelconque du corps, comme la face par exemple, il se révèle par des lésions anatomiques qui ont tous les caractères des processus inflammatoires. Mais cette inflammation que l'on peut suivre pas à pas, jour par jour, diffère essentiellement de toute autre inflammation.

Il suffit d'avoir vu une fois une plaque érysipélateuse pour être désormais à l'abri de toute confusion. Après avoir reconnu les phénomènes communs à toute inflammation : rougeur, gonflement, douleur, on est frappé de la forme particulière des plaques, de leur délimitation nette, de leur évolution régulière. Vous connaissez tous ces particularités et certainement vous ne les confondrez pas avec celles du phlegmon, de la brûlure ou de toute autre irritation cutanée analogue. C'est que l'inflammation n'est qu'un mode, un processus, qui en présentant toujours, en toute occasion, les mêmes faits élémentaires, est susceptible cependant de revêtir des formes très-variées. Ces formes sont sous la dépendance des causes nombreuses qui peuvent produire l'inflammation, et, dans l'érysipèle, la spécificité de la cause se traduit, en quelque sorte, à la peau par une lésion qui, elle aussi, a des caractères spécifiques.

De même quand la maladie s'étend à des surfaces internes, accessibles à la vue, comme les muqueuses, et peu différentes d'ailleurs, au point de vue anatomique, du tégument externe, il est facile de reconnaître encore à ses manifestations locales des caractères spécifiques. Mais vous avez vu qu'exceptionnellement l'érysipèle peut s'étendre aux séreuses intra-crâniennes. L'inflammation, soustraite alors à la vue, ne peut plus être suivie jour par jour dans son évolution propre, les membranes qu'elle atteint, moins compliquées dans leur structure que la peau ou les muqueuses, réagissent d'une manière en quelque sorte plus simple, plus banale, et, lorsque les malades succombent, les lésions qu'on observe semblent ne différer en rien des inflammations communes. Vous avez vu, en effet, que, dans le cas de M. Charcot, il s'est produit une méningite cérébro-spinale suppurée qui n'avait aucun caractère particulier.

De même dans le cas que vous avez observé dans nos salles, l'inflammation de la dure-mère n'avait en apparence rien de bien saillant. Cependant, je vous ferai remarquer que les inflammations de la dure-mère ne se montrent habituellement que dans des cas nettement déterminés.

Vous n'en trouverez guère que chez les alcooliques, les déments atteints de maladies cérébrales anciennes (ramollissement, hémorrhagie cérébrale), chez les paralytiques généraux. De plus, chez ces malades, la pachyméningite est caractérisée par la production de néo-membranes plus ou moins épaisses, très-riches en vaisseaux et souvent criblées de petites hémorrhagies. Souvent aussi ces épanchements de sang deviennent plus abondants et forment les lésions que vous connaissez sous le nom d'hémorrhagies méningées.

Ce sont là des altérations bien différentes de celles que nous avons trouvées chez notre érysipélateux. Ici, l'inflammation était suraiguë, la néo-membrane molle et purulente s'était à peine organisée et vascularisée, tandis que la dure-mère elle-même offrait de fins bouquets vasculaires, et, de plus, un exsudat floconneux, purulent, soulevait la pachyméninge. Voilà, certes, des manifestations inflammatoires tout aussi insolites par leur forme que par leur siége. J'ai examiné alors au microscope ce pus intra-crânien et j'y ai trouvé des éléments qu'on ne rencontre pas dans le pus normal.

J'ai été ainsi conduit à me demander si la spécificité de l'érysipèle ne pouvait pas se traduire par quelque chose de spécifique aussi dans les produits inflammatoires, et si ces derniers ne contenaient pas eux-mêmes l'agent de la maladie tout entière, comme le pus de la morve, celui de la variole, renferment les germes de ces maladies.

Messieurs, ce n'est pas pour la première fois que cette question surgit à propos de l'érysipèle. Plusieurs auteurs ont fait sur ce point des recherches intéressantes, et vous conviendrez que, lorsqu'il s'agit d'une affection contagieuse et grave, le problème que nous indiquons vaut la peine d'être examiné avec soin. Jusqu'à présent les résultats obtenus sont peu nets, contradictoires même ; mais il me paraît utile de vous faire connaître brièvement dans quelle voie de recherches on est entré à ce propos et les difficultés qu'on y a rencontrées.

Le pus que j'ai examiné au microscope était constitué par un liquide séreux contenant en suspension un grand nombre de flocons blanchâtres ; il ne présentait aucune odeur de putréfaction, et cependant il contenait en suspension d'innombrables organismes inférieurs analogues à ceux qu'on appelle, en France, des bactéries et qui appartiennent, dans la classification de M. Davaine, à la famille des vibrioniens.

En Allemagne ces organismes ont été désignés sous le nom de micrococcus. Disséminés et flottants dans le liquide de la préparation, ces proto-organismes offraient la forme de très-petits éléments arrondis ou légèrement ovalaires, présentant un bord très-net. Tantôt ils étaient constitués par une seule particule, tantôt par l'accumulation de plusieurs et offraient l'apparence de petits chapelets à grains ronds ou de chaînettes. Chacune de ces chaînettes était composée de 2, 3, 4, 5 et jusqu'à 25 ou 30 particules.

Les flocons purulents étaient formés par des filaments de fibrine qui englobaient un nombre considérable de bactéries et de leucocytes. Ces leucocytes étaient pénétrés eux-mêmes par ces organismes ; ils étaient transformés en grandes vésicules dans lesquelles on voyait un, deux, trois noyaux. Dans beaucoup de ces vésicules on trouvait une ou plusieurs petites chaînettes composées de plusieurs articles ou bien des bactéries formées par un seul élément et difficiles, vu leur petit volume, à distinguer des granulations cellulaires. Outre cette immense quantité de bactéries en chaînettes formant des masses plus ou moins compactes et les leucocytes, on trouvait encore des amas particuliers connus sous le nom de *zoogloea*, c'est-à-dire de petites masses informes offrant un aspect granuleux, mais composées des mêmes particules que les bactéries. Aucun de ces organismes ne présentait la moindre trace d'altération ; tous étaient complètement immobiles.

Les néo-membranes elles-mêmes étaient constituées presque complètement comme les flocons nageant dans le pus. Elles contenaient également une accumulation véritablement prodigieuse des mêmes bactéries.

Quelle pouvait être la signification de ces bactéries ? Je vous ai déjà dit que je n'avais trouvé aucune trace de putréfaction. L'autopsie faite trente heures après la mort avait eu lieu par un temps très-froid. Le pus, mis dans un flacon et conservé jusqu'aujourd'hui dans le laboratoire, ne présente pas encore la moindre odeur.

C'est donc bien un liquide différent du pus ordinaire. Aussi l'avons-nous utilisé pour faire quelques expériences. Mais avant de vous exposer les résultats que j'ai obtenus, permettez-moi de vous résumer brièvement ce que l'on connaît sur l'histoire des bactéries dans l'érysipèle. On en a signalé dans le sang et dans les produits inflammatoires.

Les bactéries du sang chez les érysipélateux n'ont été vues encore que par un petit nombre d'auteurs. En France, M. Nepveu a le premier attiré l'attention sur ce point. Le bacterium qu'il a vu dans le sang des érysipélateux est le bactérium punctum, d'Ehrenberg. Ces organismes étaient en général isolés, quelquefois réunis deux à deux et animés d'un mouvement assez vif. Il en a constaté la présence soit dans le sang pris au niveau des plaques, soit dans le sang de l'extrémité des doigts.

D'autres auteurs (Pfleger, Czerny) ont vainement recherché dans le sang ces petits organismes. Ceux-ci ont été plus fréquemment observés dans les produits de l'inflammation érysipélateuse.

Un médecin de Bonn, Orth (1872-73) a fait sur ce point des recherches intéressantes. Il trouva dans le liquide des phlyctènes de l'érysipèle facial des bactéries sphériques qu'il désigne avec d'autres auteurs sous le nom de micrococcus ou microspores. Ces micrococcus étaient soit isolés, soit réunis en petites chaînettes, et ces chaînettes avaient tout au plus en longueur le diamètre d'un globule rouge du sang. Comme les autres micrococcus, ils avaient la propriété de se multiplier lorsqu'on laissait le liquide des phlyctènes séjourner dans un bocal et se putréfier. Orth injecta ce liquide, frais ou putréfié, à des lapins, à la dose de 1 ou 2 centimètres cubes. Il produisit ainsi une inflammation qu'il compare à l'érysipèle. La peau devenait rouge, le poil tombait et il se formait une sorte de dermite. Dans quelques cas, il survenait aussi de l'œdème et des abcès sous-cutanés; mais d'autres fois l'inflammation restait limitée à la peau. Il prit alors de la sérosité dans le tissu cellulaire de ces lapins; elle contenait également des bactéries; et en injectant ce liquide à d'autres lapins, il reproduisit les mêmes phénomènes. Les lapins mouraient et il retrouvait un certain nombre de ces proto-organismes dans le sang. Pendant le cours de la maladie les animaux avaient une fièvre très-vive, leur température s'élevait à 41°,5 et enfin ils succombaient au bout d'un certain nombre de jours. Dans toutes ces expériences les bactéries trouvées par Orth étaient complètement immobiles.

Cet auteur cultiva, de plus, ces bactéries dans des liquides spéciaux, et il établit que, dans ces conditions, elles gardent encore le pouvoir de provoquer l'érysipèle. Cependant il vit, d'autre part, qu'après la destruction des bactéries, ces liquides conservent encore une action irritante. En s'appuyant sur ces résultats, Orth se fit le défenseur de la théorie parasitaire de l'érysipèle. Hueter s'est prononcé également dans le même sens. Mais Billroth, qui tout récemment a fait paraître un ouvrage très-important sur les proto-organismes, a étudié cette question à un point de vue plus large.

Dans quatre cas différents il a trouvé des parasites dans la sérosité des vésicules érysipélateuses ; mais le plus souvent ses recherches sont restées infructueuses, et, en conséquence, il ne croit pas démontrée la nature parasitaire de l'érysipèle.

Cette question vient d'être reprise tout récemment par Lukomsky. D'après cet auteur les bactéries de l'érysipèle se développeraient dans les lymphatiques et dans les parties du tissu conjonctif que de Recklinghausen a appelées les *canaux du suc*. Ce serait à cause de cette voie particulière de propagation que l'érysipèle aurait la forme qu'on lui connaît. Voilà déjà un premier fait assez intéressant, mais qui paraît tout à fait contraire à ce qu'on voit en clinique, car en somme l'érysipèle n'est pas une lymphangite. Lukomsky a examiné les plaques d'érysipèle pendant plusieurs jours, et il a remarqué que les bactéries n'existent que lorsqu'elles sont récentes et en progrès. Il a fait, de plus, de nombreuses expériences sur les animaux ; mais il s'est servi, à la fois, de liquides érysipélateux et de liquides putrides. Les injections faites dans le tissu cellulaire de lapins n'ont déterminé que des phlegmons.

Pensant alors qu'il fallait, pour provoquer l'érysipèle, faire pénétrer les parasites dans les lymphatiques, il mit les liquides en contact avec des plaies et il obtint alors une inflammation nettement érysipélateuse. Ces résultats viennent déjà d'être critiqués par un autre médecin allemand, Hiller, qui voit dans le poison de l'érysipèle un poison chimique. Nous nous trouvons donc en présence de contradictions qui réclament de nouvelles recherches.

Pour mes expériences j'ai fait choix du cochon d'Inde, parce qu'il résiste mieux que le lapin et permet ainsi d'étudier plus complètement les lésions locales.

La première expérience fut exécutée le 2 janvier, le jour même de la mort de notre malade. Elle consista dans l'injection sous la peau du dos de trois gouttes du pus dont je vous ai indiqué les caractères. Il se produisit une dermite étendue, l'animal devint souffrant, sa température rectale monta à 41°,5 ; la dermite s'étendit sur une surface de 6 centimètres carrés. De plus, à l'endroit de la piqûre, on put constater la production et l'écoulement d'un liquide purulent. Dès le 6 janvier, il y avait dans ce liquide une quantité considérable de bactéries, plus petites que celles que nous avions inoculées, et animées d'un faible mouvement.

Le 7 janvier le sang extrait au niveau de la face plantaire de l'extrémité postérieure contenait quelques rares granulations mobiles analogues aux bactéries sphériques. L'animal alla en s'affaiblissant rapidement, il mangeait peu et conservait une température fébrile. L'inflammation cutanée qui ressemblait assez nettement à une plaque d'érysipèle à bord net prit tout à coup l'aspect d'une dermite gangréneuse et s'étendit à la plus grande partie du dos, de la cuisse et de la jambe. Le liquide qui suintait à la surface de la peau dénudée et grisâtre contenait de petites bactéries mobiles. Enfin le cochon d'Inde succomba dans la nuit du 9 au 10 janvier, soit sept jours et demi après l'inoculation.

A l'autopsie, on trouva le tissu cellulaire œdémateux et infiltré de pus. Au niveau de l'injection il s'était formé un petit abcès, entouré d'une membrane pyogénique. Les muscles de la cuisse étaient tuméfiés et présentaient une coloration violette indiquant un myosite très-intense. Le liquide purulent contenait, comme celui qui s'était écoulé pendant la vie, des globules de pus et des bactéries libres et le sang de l'animal présentait des petites bactéries sphériques ou composées de deux ou trois articles. Ces bactéries étaient presque toutes mobiles ; mais plus petites que celles du pus.

Dans la rate et surtout dans le foie, ces organismes étaient accumulés en quantité considérable ; il est probable que le sang, en traversant ces organes, s'était débarrassé de ses bactéries.

Le 4 janvier, je fis une deuxième expérience. Le pus que nous avions laissé reposer s'était séparé en deux couches, une couche séreuse et une couche purulente. Dans la couche séreuse il y avait seulement quelques bactéries en chaînettes. Sous l'influence d'une injection de ce liquide à la dose de 2 gouttes, il s'est formé une plaque de dermite qui s'est limitée à 4 ou 5 centimètres de superficie. L'animal vit encore actuellement.

Dans la troisième expérience, faite aussi le 4 janvier, nous avons pris une goutte de la partie déposée du pus, contenant des myriades de bactéries, et nous l'avons injectée à un autre cochon d'Inde. Cette injection a produit à peine un peu d'inflammation, et l'animal vit encore aujourd'hui, sans avoir présenté d'infection générale.

Le 5 janvier nous avons filtré le pus ; la plupart des bactéries sont restées sur le filtre, on n'en trouvait pas dans le liquide. Puis nous avons lavé à grande eau les flocons qui étaient encore sur le filtre. Une injection de 10 gouttes de ce liquide dépourvu de bactéries n'a rien produit.

Nous avons pris alors le résidu restant sur le filtre et qui contenait une quantité prodigieuse de bactéries. En l'injectant à la dose de 4 gouttes, il n'est survenu chez l'animal qu'un petit abcès dans lequel nous avons constaté quelques jours après une quantité considérable de globules de pus et de bactéries.

Dans notre sixième expérience, le 7 janvier, nous avons injecté le liquide purulent fourni par le premier cochon d'Inde. L'injection faite à la dose de 3 gouttes n'a produit aucun résultat.

Nous avons alors, le 8 janvier, fait des scarifications cutanées sur le dos d'un cochon d'Inde et nous avons recouvert les petites plaies ainsi formées d'une couche de pus prise sur le premier cochon d'Inde. Cette opération a été suivie d'une inflammation peu étendue qui a guéri rapidement.

Le 9 janvier, chez un huitième cochon d'Inde, nous avons injecté 6 gouttes du pus fourni par notre premier opéré, et cette fois nous avons obtenu au niveau de l'injection un petit abcès dont le pus contenait également des bactéries. L'animal, cependant, a guéri complètement au bout de quelques jours.

Enfin nous avons essayé, dans une dernière expérience, d'intoxiquer un de nos cochons d'Inde à l'aide du sang recueilli chez le seul cochon d'Inde qui soit mort. Nous en avons injecté 5 gouttes au 200° chez un animal qui aujourd'hui encore est très-bien portant.

En résumé, nous n'avons obtenu dans toute cette série de recherches qu'un résultat important. Pour en apprécier la valeur, il faut rapprocher nos expériences de celles qui ont été faites par les auteurs dont je viens de vous rappeler brièvement les travaux.

Vous avez vu, tout d'abord, que dans l'érysipèle la présence des bactéries, soit dans le sang, soit même dans les liquides exsudés, n'est pas constante. D'autre part, lorsqu'il existe des bactéries, ces petits organismes ne se présentent pas toujours sous la même apparence. On ne saurait donc encore indiquer une variété de bactéries spéciale à l'érysipèle. Bien plus, nos expériences montrent que l'injection de bactéries immobiles et en longues chaînettes peut donner naissance à des bactéries petites et mobiles. Ces résultats viennent d'ailleurs à l'appui de l'opinion de Billroth, qui ne voit dans tous ces proto-organismes que les variétés de forme d'une même algue de la famille des oscillariées.

Injectés aux animaux, les liquides qui contiennent des bactéries donnent des résultats tantôt nuls, tantôt positifs, et dans ces derniers cas, l'affection locale n'a pas toujours les mêmes caractères. De plus, lorsque l'irritation cutanée produite ainsi ressemble à une dermite érysipélateuse, nos expériences vous ont fait voir, contrairement à celles d'Orth, que l'affection ne se reproduit pas par inoculation d'un animal à l'autre. Même en suivant l'exemple de Lukomsky, c'est-à-dire en déposant le pus riche en bactéries à la surface des plaies, le résultat peut être négatif.

Mais il est encore un fait très-important que vous avez sans doute remarqué, c'est que les auteurs précédents ont fait leurs expériences non-seulement avec les liquides érysipélateux, mais encore avec des liquides putrides ou même avec des bactéries cultivées artificiellement, et les résultats qu'ils ont obtenus ont été les mêmes dans ces diverses circonstances.

Messieurs, ce point mérite toute votre attention, car je crois que là est le nœud de cette question si controversée.

Que si vous comparez, en effet, ces expériences sur l'érysipèle avec celles qui ont été faites en si grand nombre dans ces derniers temps sur la septicémie expérimentale, vous verrez que cette prétendue infection érysipélateuse n'est qu'un cas particulier de l'intoxication produite par tous les liquides contenant des bactéries, quelle que soit la provenance de ces organismes.

Les expériences faites en France par MM. Davaine, Vulpian, Béhier et Liouville, etc., expériences que nous avons répétées nous-même, celles qui ont été faites aussi en Allemagne par un grand nombre d'auteurs, ont toutes donné lieu à des résultats analogues et qui ne diffèrent pas essentiellement de ce qu'on obtient avec les produits de l'érysipèle.

Dans toutes ces circonstances, on cultive les bactéries sur le vivant et non la maladie qui leur donne naissance, et on détermine une sorte d'infection à laquelle M. Vulpian a donné le nom de *bactériémie* ou de *mycétémie*.

L'examen de cette vaste question, qui a eu tant de retentissement et qui est loin d'être définitivement tranchée, nous entraînerait trop loin.

Je voulais seulement, comme je vous l'ai dit, vous mettre au courant des opinions qui ont été émises touchant la nature parasitaire de l'érysipèle et faire devant vous une sorte de critique expérimentale pour vous empêcher d'accepter trop facilement des théories fort imparfaites.

Faut-il conclure de ces considérations que les produits de l'érysipèle n'ont rien de spécifique. Ce serait aller beaucoup trop loin. On peut dire seulement que les bactéries ne paraissent pas être l'agent de cette spécificité, en remarquant toutefois que, pour trancher définitivement la question, les expériences sur les animaux, qui n'ont pas spontanément d'érysipèle analogue à celui de l'homme, sont d'une interprétation fort douteuse.

Extrait de la France Médicale

(février 1875.)

Paris. — Imprimerie de A. Parent, rue Monsieur-le-Prince, 31.